LAÇOS INQUEBRÁVEIS:

COMUNICAÇÃO EFETIVA NO AMBIENTE FAMILIAR

PB SIDNEI O. COSTA

Descubra o poder transformador de "Laços Inquebráveis: Comunicação Efetiva no Ambiente Familiar". Este e-book não é apenas uma leitura; é um guia prático que mergulha nas raízes da comunicação, inspirado por princípios bíblicos sólidos.

Desenvolva habilidades de comunicação que transcendam as palavras, construindo alianças sólidas para relacionamentos familiares mais fortes. Explore passagens poderosas da Bíblia, desvendando segredos para a escuta ativa, palavras que edificam e resolução de conflitos à luz da sabedoria divina.

Este não é apenas um livro; é um convite para uma jornada de crescimento, amor e compreensão mútua. Cada capítulo oferece exemplos práticos, histórias de agricultura e aplicações específicas para transformar a teoria em ação tangível.
"Laços Inquebráveis" não é apenas sobre o que você lê; é sobre como você vive. Torne-se arquiteto da comunicação eficaz em sua família. Adquira agora e construa laços que resistem ao teste do tempo.

Capítulo 1: Introdução

- Apresentação do propósito do e-book
- Importância da comunicação eficaz na família
- Breve visão geral dos princípios bíblicos que guiarão o conteúdo.

Capítulo 2: Fundamentos Bíblicos da Comunicação Familiar

- Exploração de passagens como Provérbios 15:1 e Colossenses 3:13
- Reflexões sobre a importância de palavras gentis e perdão na família.

Capítulo 3: A Arte da Escuta Ativa na Família

- Abordagem de passagens bíblicas que destacam a importância de ouvir, como Tiago 1:19
- Estratégias práticas para implementar a escuta ativa no cotidiano familiar.

Capítulo 6: Modelando o Amor Bíblico na Família

Exploração de versículos sobre o amor, como 1 Coríntios 13:4-7

Desenvolvimento de práticas diárias que expressam o amor dentro da família

Capítulo 7: Comunicação com as Crianças: Um Enfoque Bíblico

- Referência a passagens que falam sobre a instrução e disciplina, como Provérbios 22:6
- Dicas específicas para comunicar valores bíblicos às crianças

Capítulo 8: Comunicando-se em Tempos Difíceis

- Abordagem bíblica para enfrentar desafios familiares, inspirada em Filipenses 4:6-7
- Estratégias de comunicação eficazes em meio às adversidades

Capítulo 9: Conclusão

- Recapitulação dos princípios bíblicos estratégicos
- Incentivo para a implementação desses ensinamentos no cotidiano familiar

Capítulo 10: Recursos Adicionais

- Sugestões de leituras bíblicas relacionadas
- Espaço para anotações e reflexões pessoais

Introdução: Comunicando-se à Luz da Bíblia para Relacionamentos Fortalecidos

A comunicação é a essência que permite aos alicerces de qualquer relacionamento significativo. Seja entre parceiros, pais e filhos, ou irmãos, a maneira como nos expressamos e compreendemos uns aos outros molda a qualidade e a durabilidade desses laços. Este e-book, "Laços Inquebráveis: Comunicação Efetiva no Ambiente Familiar", mergulhando nas águas da comunicação, destacando sua importância vital e explorando princípios bíblicos que podem transformar profundamente nossas relações.

A comunicação eficaz não é apenas sobre transmissão de palavras; é sobre construir pontes emocionais, cultivar entendimento mútuo e nutrir um ambiente de respeito e amor. Os princípios bíblicos oferecem um alicerce sólido para essa jornada, guiando-nos a partir de uma fonte de sabedoria atemporal. Provérbios 15:1 nos lembra que "a resposta branda desvia o furor, mas a palavra dura suscita a ira." Essa simples verdade ressalta o poder de escolhermos nossas palavras com cuidado, confirmando que a gentileza pode dissipar conflitos e fortalecer laços.

Além disso, a Bíblia nos exorta a perdoar, como encontramos em Colossenses 3:13: "Suportai-vos uns aos outros, perdoai-vos mutuamente, caso alguém tenha motivo de queixa contra outrem. Assim como o Senhor vos perdoou, assim também perdoai vocês." Essa prática não apenas alivia o peso das transgressões passadas, mas também abre espaço para uma comunicação restaurada, construindo laços inquebráveis fundamentados na graça.

Além disso, a Bíblia nos exorta a perdoar, como encontramos em Colossenses 3:13: "Suportai-vos uns aos outros, perdoai-vos mutuamente, caso alguém tenha motivo de queixa contra outrem. Assim como o Senhor vos perdoou, assim também perdoai vocês." Essa prática não apenas alivia o peso das transgressões passadas, mas também abre espaço para uma comunicação restaurada, construindo laços inquebráveis fundamentados na graça.

Os resultados desses princípios bíblicos são profundos. A comunicação transcende um mero meio de troca de informações para se tornar uma ferramenta de edificação mútua. Relacionamentos são refinados, conflitos são transformados em oportunidades de crescimento, e a confiança floresce quando adotamos esses princípios na arte de se comunicar.

Ao praticar a comunicação eficaz baseada na Bíblia, experimentamos uma transformação notável em nossas relações. A palavra falada assume um papel de construção, inspirando e encorajando. Os laços familiares tornam-se resilientes diante dos desafios, pois aprender a abordar conflitos com humildade e amor. Os benefícios para aqueles que se empenham nesse tipo de comunicação são abundantes.

A prática regular desses princípios cria um ambiente familiar onde cada membro se sente valorizado e compreendido. A atmosfera de amor e respeito resultante não apenas fortalece os laços presentes, mas também serve como uma Alicerce sólida para as gerações futuras.

Pessoas que incorporam esses princípios bíblicos em sua comunicação experimentam uma melhoria significativa na qualidade de vida. Relacionamentos saudáveis para o bem-estar emocional, mental e espiritual. A paz que permite um lar onde a comunicação eficaz é praticada se torna um testemunho vivo da aplicação prática das Escrituras em nossa vida cotidiana.

Ao avançarmos neste e-book, mergulharemos mais fundo nos ensinamentos bíblicos que moldam a comunicação eficaz no ambiente familiar. Exploraremos estratégias práticas para implementar esses princípios e descobriremos como a comunicação baseada na Bíblia pode realmente criar laços inquebráveis em nossos relacionamentos mais preciosos.

Capítulo 1: Introdução - Construindo Laços Inquebráveis através da Comunicação Bíblica

1.1 Apresentação do Propósito do E-book

Bem-vindo a "Laços Inquebráveis: Comunicação Efetiva no Ambiente Familiar." Este e-book foi criado com um propósito claro: oferecer insights valiosos e orientação prática sobre como a comunicação eficaz, baseada em princípios bíblicos, pode transformar e fortalecer os laços familiares. Seja você um casal, pais, filhos ou irmãos, este guia é destinado a todos que buscam construir relacionamentos sólidos e significativos.

1.2 Importância da Comunicação Efetiva na Família

A comunicação é a espinha dorsal dos relacionamentos familiares saudáveis. É através das palavras, gestos e expressões que compartilhamos nossos pensamentos mais íntimos, nossas alegrias e desafios. Quando uma comunicação é eficaz, ela se torna uma ferramenta poderosa para criar conexões mais profundas, cultivar compreensão mútua e construir uma base sólida de confiança.

Imagine um lar onde cada membro se sente ouvido, compreendido e amado. Isso não é apenas um sonho utópico; é uma realidade alcançada por meio da prática da comunicação eficaz. Ao explorarmos os princípios bíblicos neste e-book, descobriremos como a sabedoria atemporal das Escrituras pode orientar nossas interações diárias, criando um ambiente familiar permeado por amor, respeito e compreensão.

1.3 Breve Visão Geral dos Princípios Bíblicos que Guia-rão o Conteúdo

Antes de nos aprofundarmos nos detalhes, é fundamental ter uma visão geral dos princípios bíblicos que serão explorados ao longo deste e-book. Estes não são simplesmente preciosos abstratos; são diretrizes práticas que podem ser incorporadas em nosso cotidiano. Alguns desses princípios incluem:

- **Gentileza e Resposta Branda:** Provérbios 15:1 nos lembra da influência poderosa de uma resposta branda, mostrando que palavras suaves podem rir até mesmo os momentos mais tensos.

- **Perdão:** Colossenses 3:13 destaca a importância do perdão mútuo, mostrando que, assim como perdoamos por Deus, devemos perdoar uns aos outros.
- **Escuta Ativa:** Tiago 1:19 nos encorajamos a sermos prontos para ouvir, baixar que a escuta ativa é uma virtude que contribui para a comunicação eficaz.

Estes são apenas alguns dos princípios que moldarão nossa jornada. À medida que avançamos nos próximos capítulos, vamos aprofundar nossa compreensão desses ensinamentos, explorando como eles podem ser aplicados em situações familiares específicas.

Ao absorver esses princípios e incorporá-los em nossa comunicação, daremos passos específicos em direção à construção de laços inquebráveis. Este e-book não é apenas um guia teórico, mas um convite prático para transformar a maneira como nos comunicamos em casa, inspirando relações mais fortes e mais gratificantes.

Prepare-se para embarcar nesta jornada de descoberta e aplicação, onde a comunicação eficaz se torna não apenas uma prática, mas um estilo de vida que fortalece os laços familiares e constrói alianças sólidas para as gerações futuras.

Capítulo 2: Fundamentos Bíblicos da Comunicação Familiar - Palavras que Edificam e Perdão que Transforma

2.1 Exploração de Passagens Bíblicas: Provérbios 15:1 e Colossenses 3:13

Provérbios 15:1 nos revela um princípio fundamental: "A resposta branda desvia o furor, mas a palavra dura suscita a ira." Esta passagem é um farol, iluminando o caminho para uma comunicação mais sábia e compassiva. Ao explorarmos este verso, somos chamados a considerar o poder transformador de uma resposta suave, uma ferramenta capaz de desarmar até mesmo as situações mais tensas.

Colossenses 3:13 expande nosso entendimento sobre a comunicação familiar ao abordar o tema do perdão: "Suportai-vos uns aos outros, perdoai-vos mutuamente, caso alguém tenha motivo de queixa contra outrem. Assim como o Senhor vos perdoou, assim também perdoai vocês." Aqui, encontramos um princípio central para a construção de relacionamentos saudáveis — o perdão.

Este verso nos desafia a perdoar, assim como perdoamos por Deus. No contexto familiar, o perdão torna-se uma pedra angular, capaz de restaurar e fortalecer os laços familiares.

2.2 Reflexões sobre a Importância de Palavras Gentis e Perdão na Família

Palavras têm o poder de criar ou destruir, de edificar ou ferir. Refletir sobre a importância das palavras gentis nos leva a compreender que cada expressão é uma oportunidade de construir pontes entre os membros da família. A gentileza não é apenas uma formalidade; é um ingrediente essencial para uma comunicação saudável.

Ao considerarmos a relevância do perdão na família, reconhecemos que somos todos seres imperfeitos, sujeitos a erros e deslizes. O perdão não apenas libera aquele que erra, mas também liberta aquele que perdoa. Na dinâmica familiar, o perdão se torna um instrumento de cura, permitindo que as feridas se cicatrizem e que os relacionamentos floresçam.

A família é um laboratório de aprendizado, onde praticamos a arte de nos comunicar com aqueles que mais amamos. As passagens bíblicas destacadas neste capítulo não são apenas conselhos abstratos, mas roteiros práticos para lidar com as complexidades da comunicação familiar.

Ao incorporarmos uma resposta branda em nossas interações cotidianas, escolhemos construir um ambiente onde a raiva é dissipada pela compaixão, e a paz é promovida pela reflexão das palavras. Da mesma forma, ao praticarmos o perdão, abrimos caminho para uma atmosfera de graça e reconciliação, onde as transgressões do passado não têm o poder de deficiência do presente.

Na última análise, este capítulo nos desafia a olhar além das palavras isoladas das Escrituras e aplica seus princípios nas nuances da vida familiar. À medida que nos aprofundamos nesses fundamentos bíblicos da comunicação, abrimos portas para uma transformação significativa em nossos lares. A gentileza e o perdão se tornam não apenas conceitos, mas práticas diárias que moldam a cultura de nossa família.

Ao avançarmos no e-book, continuaremos a explorar como esses fundamentos bíblicos podem ser vivenciados e aplicados em situações específicas, promovendo laços inquebráveis que resistem aos desafios e celebram as alegrias da vida familiar.

Capítulo 3: A Arte da Escuta Ativa na Família - Ouvindo com Sabedoria Inspirada

3.1 Abordagem de Passagens Bíblicas: Tiago 1:19

Tiago 1:19 nos oferece uma pérola de sabedoria: "Sabeis, meus amados irmãos, todo homem seja pronto para ouvir, tardio para falar e tardio para se irar." Nesta passagem, encontramos uma instrução clara sobre a importância da escuta ativa. A ordem divina para sermos rápidos para ouvir e cautelosos ao falar ressoa como um lembrete eterno sobre o valor da escuta consciente.

3.2 Estratégias Práticas para Implementar a Escuta Ativa no Cotidiano Familiar

Implementar a escuta ativa não é apenas um gesto, mas um compromisso consciente de dar atenção sincera ao que o outro está dizendo. Aqui estão estratégias práticas para incorporar a arte da escuta ativa no contexto familiar:

- **Crie Espaços de Diálogo Intencional:**
  - Estabeleça momentos específicos para conversas importantes, onde todos os membros da família se sintam à vontade para compartilhar seus pensamentos e sentimentos.
  - Evite distrações durante esses momentos, desligando dispositivos eletrônicos e focando completamente na conversa.
- **Pratique a Empatia:**
  - Coloque-se no lugar do outro, tentando compreender suas emoções e perspectivas.
  - Use frases como "Eu entendo como você se sente" para validar as experiências dos familiares e criar um ambiente de compreensão mútua. Faça Perguntas Abertas:
  - Estimule a expressão de pensamentos mais profundos fazendo perguntas que não podem ser respondidas com um simples "sim" ou "não".
  - Por exemplo, em vez de perguntar "Como foi seu dia?", experimente "O que mais o surpreendeu hoje?".
- **Pratique a Paciência:**
  - Permita que cada pessoa tenha o tempo necessário para expressar seus pensamentos sem interrupções.
  - Evite a pressa para fornecer soluções; em vez disso, demonstre interesse genuíno ouvindo completamente antes de responder.
  - Utilize Linguagem Corporal Positiva:
  - Mantenha contato visual para mostrar que você está envolvido na conversa.

- **Assentir com a cabeça e usar expressões faciais que refletem compreensão escondida para um ambiente de escuta acolhedora.**

- **Utilize Linguagem Corporal Positiva:**
  - Mantenha contato visual para mostrar que você está envolvido na conversa.
  - Assentir com a cabeça e usar expressões faciais que refletem compreensão escondida para um ambiente de escuta acolhedora.

A escuta ativa, inspirada nos ensinamentos bíblicos, não é apenas um gesto superficial; é uma maneira profunda de honrar e valorizar aqueles que compartilham suas vidas conosco. Ao praticar essas estratégias, cada membro da família se sentirá genuinamente ouvido e compreendido, construindo laços mais fortes e promovendo uma atmosfera de confiança.

Este capítulo serve como um convite para transformar a maneira como nos comunicamos em família. Ao adotarmos a arte da escuta ativa, não apenas seguimos um princípio bíblico, mas também construímos uma aliança sólida para relacionamentos familiares duradouros e significativos.

À medida que avançamos neste e-book, continuaremos a explorar estratégias práticas para aplicar esses princípios bíblicos em situações cotidianas, tornando a escuta ativa uma prática constante em nosso convívio familiar.

Capítulo 4: Palavras que Edificam - O Poder Transformador da Comunicação Positiva na Família

4.1 Análise de Versículos: Provérbios 18:21

Provérbios 18:21 proclama que "A morte e a vida estão no poder da língua; o que bem a utiliza vem do seu fruto." Este versículo enfatiza vividamente a influência decisiva das palavras em nossas vidas. Nossas expressões verbais têm o poder de criar atmosferas, moldar emoções e, em última análise, construir ou destruir relacionamentos.

 Neste capítulo, exploraremos como as palavras que edificam, inspiradas pela sabedoria bíblica, podem ser um estudo para um ambiente familiar mais positivo e fortalecedor.

4.2 Sugestões para Promover um Ambiente de Encorajamento e Apoio Mútuo

- **Cultive a Gratidão:**
    - Encoraje todos os membros da família a expressar gratidão uns pelos outros regularmente.
    - Crie um espaço para compartilhar momentos de apreço e destaque as qualidades positivas de cada pessoa.

- **Incorporar Mensagens Inspiradoras:**
  - Utilize instruções e versículos bíblicos motivadores como decoração em casa.
  - Compartilhe mensagens de prosperidade durante refeições ou momentos familiares, criando um ambiente que promova pensamentos positivos.Evite Palavras Destrutivas:
  - Esteja ciente das palavras que utiliza, evitando críticas destrutivas ou linguagem negativa.
  - Antes de falar em momentos de frustração, faça uma pausa para refletir sobre como suas palavras podem impactar positivamente em vez de qualidades.
  - Promova o Incentivo Constante:
  - Estabeleça um hábito de cultivo entre outros em projetos individuais ou conquistas pessoais.
  - Celebre os sucessos, por menores que sejam, para criar um ambiente de encorajamento contínuo.

  - **Desenvolva a Comunicação Afetuosa:**
  - Utilize termos carinhosos e afirmativos nas interações diárias.
  - Explore maneiras criativas de expressar amor verbalmente, como escrever notas positivas ou enviar mensagens de incentivo.

  - **Estímulo ao Diálogo Construtivo:**
  - Quando surgirem desafios, encoraje a família a abordar soluções construtivas em mente.
  - Pratique a resolução de conflitos de maneira positiva, destacando o que pode ser aprendido em situações desafiadoras.

Ao promover um ambiente de encorajamento e apoio mútuo, baseado na sabedoria bíblica, as palavras se tornam instrumentos de construção, fortalecendo os laços familiares. Cada expressão positiva semeia uma semente de amor e confiança que, com o tempo, floresce em relacionamentos sólidos.

Este capítulo não apenas nos lembra da importância de utilizar palavras que edificam, mas também oferece orientações práticas para transformar essa intenção em ação. À medida que avançamos neste e-book, continuaremos a explorar estratégias para integrar esses princípios bíblicos em nossas vidas cotidianas, construindo laços familiares baseados na força, no encorajamento e na comunicação positiva.

Capítulo 5: Resolvendo Conflitos à Luz da Bíblia - Caminhos para a Reconciliação Familiar

5.1 Base Bíblica para a Resolução de Conflitos: Mateus 18:15-17

A base bíblica para a resolução de conflitos encontra raízes sólidas em Mateus 18:15-17. Nesta passagem, Jesus oferece um roteiro claro para a reconciliação, destacando a importância da comunicação direta e respeitosa ao lidar com desentendimentos entre irmãos. "Se teu irmão pecar contra ti, vai arguir o erro dele a sós contigo. Se ele te ouvir, ganhaste a teu irmão. Se não te ouvir, leva ainda contigo uma ou duas pessoas, para que, pelo depoimento de duas ou três testemunhas, toda palavra se estabeleça. Se recusar ouvi-las, dize-o à igreja; e, se recusar ouvir também a igreja, considera-o como gentio e publicano."

5.2 Estratégias Práticas para Lidar com Desentendimentos de Maneira Saudável

A aplicação prática desses princípios bíblicos na resolução de conflitos pode transformar desafios familiares em oportunidades de crescimento e reconciliação. Aqui estão estratégias práticas para lidar com desentendimentos de maneira saudável:

- **Abordagem Privada Inicial:**
  - Quando surgir um conflito, inicie o diálogo de forma privada e respeitosa.
  - Evite confrontos públicos, permitindo que a privacidade facilite uma comunicação aberta e honesta.
- **Foco na Escuta Empática:**
  - Ouça ativamente as preocupações do outro, buscando compreender verdadeiramente seu ponto de vista.
  - Demonstre empatia ao reconhecer as emoções e perspectivas do outro.
- **Intervenção de Testemunhas:**
  - Se a resolução não ocorrer na etapa privada, envolva testemunhas imparciais.
  - Essas testemunhas podem oferecer uma perspectiva objetiva e ajudar na mediação.
- **Mediação da Comunidade:**
- Caso a situação persista, envolva a comunidade ou familiares de confiança para ajudar na resolução.
- Esta etapa busca ampliar o diálogo e trazer perspectivas adicionais para a solução.

- **Consideração da Autoridade Maior:**
  - Em casos extremos, quando todas as tentativas falharam, considere envolver a liderança espiritual ou figuras de autoridade respeitadas na comunidade.
  - A intenção é buscar orientação e mediação adicionais para uma resolução justa.
- **Foco na Reconciliação, Não na Vitória:**
  - O objetivo final não deve ser provar que está certo, mas alcançar a reconciliação e restauração do relacionamento.
  - Esteja disposto a ceder em pontos não essenciais para alcançar uma solução pacífica.

A abordagem bíblica para a resolução de conflitos destaca a importância do perdão e da restauração, reconhecendo a humanidade e a imperfeição de todos. Ao implementar essas estratégias práticas, a família pode transformar momentos difíceis em oportunidades para aprofundar a compreensão mútua e fortalecer os laços.

Este capítulo não apenas fornece orientações teóricas, mas também apresenta um guia prático para lidar com conflitos familiares de maneira construtiva. À medida que avançamos neste e-book, continuaremos a explorar como a resolução de conflitos à luz da Bíblia pode ser um catalisador para um ambiente familiar mais saudável e para relacionamentos mais fortalecidos.

6.2 Desenvolvimento de Práticas Diárias que Expressam o Amor Dentro da Família

Modelar o amor bíblico na família vai além de simples palavras; requer ações tangíveis e práticas diárias. Aqui estão algumas maneiras de incorporar o amor bíblico na vida familiar:

- **Praticar a Paciência:**
  - Demonstre paciência nas interações diárias, especialmente em momentos desafiadores.
  - Esteja disposto a ouvir completamente antes de responder, mostrando que o amor é capaz de esperar.
- **Expressar Benignidade e Gentileza:**
  - Cultive um ambiente de bondade e gentileza, tratando cada membro da família com respeito e consideração.
  - Envolva-se em atos cotidianos de bondade para mostrar que o amor se manifesta nas pequenas ações.
- **Evitar Ciúmes e Orgulho:**
  - Reconheça as conquistas e a singularidade de cada membro da família, evitando sentimentos de ciúmes ou competição.
  - Esteja disposto a pedir desculpas e perdoar, deixando de lado o orgulho em prol da unidade.
- **Colocar os Interesses dos Outros Acima dos Próprios:**
  - Esteja atento às necessidades e desejos dos outros membros da família, buscando ativamente maneiras de apoiar e servir.
  - Colabore em decisões familiares, considerando o que é melhor para o grupo como um todo.

- **Manter a Tolerância e a Compreensão:**
  - Reconheça que cada membro da família é único, com suas próprias qualidades e desafios.
  - Seja tolerante com as diferenças, cultivando uma compreensão profunda uns dos outros.
- **Promover a Fidelidade e a Confiança:**
  - Cumpra as promessas feitas à família, construindo uma base sólida de confiança.
  - Seja um exemplo de fidelidade nos relacionamentos, demonstrando que o amor é comprometido e duradouro.

Ao desenvolver práticas diárias que expressam o amor inspirado pela Bíblia, a família se torna um reflexo tangível do amor divino. Este capítulo não apenas explora teoricamente o significado do amor bíblico, mas também oferece um guia prático para transformar esses conceitos em ações cotidianas. À medida que avançamos no e-book, continuaremos a explorar como o modelo do amor bíblico pode ser implementado em diversas situações familiares, construindo relações duradouras fundamentadas na essência do verdadeiro amor.

Capítulo 7: Comunicação com as Crianças - Um Enfoque Bíblico para Instrução e Disciplina

7.1 Referência a Passagens sobre Instrução e Disciplina: Provérbios 22:6

Provérbios 22:6 nos guia com sabedoria: "Educa a criança no caminho em que deve andar; e até quando envelhecer não se desviará dele." Este versículo ressalta a importância da instrução e da disciplina na formação das crianças. Neste capítulo, exploraremos como aplicar princípios bíblicos na comunicação com as crianças, oferecendo uma base sólida para o desenvolvimento de valores e caráter.

7.2 Dicas Específicas para Comunicar Valores Bíblicos às Crianças

- **Estabeleça Fundamentos Sólidos:**
  - Desde tenra idade, compartilhe histórias e princípios bíblicos adaptados à compreensão das crianças.
  - Envolva-as em práticas espirituais simples, como orações antes das refeições e histórias da Bíblia antes de dormir.
- **Seja um Exemplo Vivo:**
  - Demonstre os valores que deseja instilar, pois as crianças aprendem mais com o que veem do que com o que ouvem.
  - Viva de acordo com os princípios bíblicos, criando um modelo inspirador para elas seguirem.
- **Promova a Comunicação Aberta:**
  - Crie um ambiente onde as crianças sintam-se à vontade para fazer perguntas sobre a fé e moralidade.
  - Responda de maneira acessível, adaptando a complexidade da resposta à idade e compreensão delas.

- **Incorpore Lições Bíblicas nas Atividades Cotidianas:**
  - Relacione histórias ou princípios bíblicos às experiências diárias para uma aplicação prática.
  - Use situações comuns para ilustrar valores, como partilha, compaixão e honestidade.
- **Envolva as Crianças em Atividades Religiosas:**
  - Participe de cultos familiares, envolvendo as crianças em atividades religiosas que se alinham aos princípios bíblicos.
  - Incentive a participação em grupos de estudo bíblico ou programas educacionais voltados para a fé.
- **Utilize Parábolas e Exemplos Bíblicos:**
  - Contar parábolas e histórias bíblicas ajuda a transmitir valores de maneira cativante.
  - Faça perguntas para estimular a reflexão sobre o significado dessas histórias.
- **Aplique a Disciplina com Amor e Propósito:**
  - Quando a disciplina é necessária, faça-a com amor e propósito, explicando o motivo por trás das regras.
  - Mostre que a disciplina é um ato de cuidado, guiado pela vontade de promover crescimento e responsabilidade.
- **Incentive o Serviço ao Próximo:**
  - Mostre às crianças a importância de servir aos outros, seguindo o exemplo de Jesus.
  - Envolver-se em atividades voluntárias em família pode ser uma maneira prática de transmitir valores bíblicos de compaixão e serviço.

Ao adotar essas práticas específicas, os pais podem construir uma base sólida de comunicação bíblica com as crianças, moldando não apenas seu comportamento, mas também seu caráter e compreensão espiritual. Este capítulo busca não apenas oferecer diretrizes, mas proporcionar um guia prático para os pais e responsáveis que desejam incorporar os princípios bíblicos na educação de seus filhos. À medida que avançamos no e-book, continuaremos a explorar maneiras de nutrir a fé e os valores nas próximas gerações, construindo laços familiares fundamentados na sabedoria bíblica.

Capítulo 8: Comunicando-se em Tempos Difíceis - Enfrentando Desafios Familiares com Base Bíblica

8.1 Abordagem Bíblica para Enfrentar Desafios Familiares: Filipenses 4:6-7

- Filipenses 4:6-7 oferece uma orientação sólida para enfrentar desafios familiares: "Não estejais inquietos por coisa alguma; antes, as vossas petições sejam em tudo conhecidas diante de Deus pela oração e súplica, com ação de graças. E a paz de Deus, que excede todo o entendimento, guardará os vossos corações e as vossas mentes em Cristo Jesus." Este capítulo explorará como essa passagem bíblica pode ser um alicerce para a comunicação em tempos difíceis, proporcionando paz e orientação em meio às adversidades.

8.2 Estratégias de Comunicação Efetiva em Meio a Adversidades

- **Prática da Oração Conjunta:**
  - Encoraje a oração em família, permitindo que cada membro compartilhe suas preocupações e busque conforto em Deus.
  - A oração conjunta fortalece os laços familiares e traz uma perspectiva espiritual para os desafios enfrentados.
- **Cultivo da Gratidão em Meio às Dificuldades:**
  - Em momentos difíceis, pratique a gratidão, reconhecendo as bênçãos mesmo nas situações adversas.
  - Focar no que é positivo fortalece a resiliência e promove um ambiente de esperança.
- **Abertura para Diálogo Transparente:**
  - Estimule a abertura e a honestidade nas conversas familiares, encorajando cada membro a expressar seus sentimentos e preocupações.
  - Crie um ambiente de apoio onde todos se sintam confortáveis em compartilhar suas lutas.
- **Empatia e Compreensão Mútua:**
  - Pratique a empatia ao reconhecer e compreender as emoções dos outros membros da família.
  - Demonstre compaixão, lembrando que cada pessoa pode enfrentar os desafios de maneiras diferentes.

- **Celebração das Pequenas Vitórias:**
  - Reconheça e celebre as pequenas vitórias alcançadas durante períodos desafiadores.
  - Isso proporciona um senso de conquista e encoraja a família a enfrentar os desafios com otimismo.
- **Proteção do Tempo para Descanso e Recuperação:**
  - Reconheça a importância do descanso e da recuperação durante momentos difíceis.
  - Estabeleça limites para proteger o tempo de qualidade em família, promovendo a saúde mental e emocional.
- **Uso Sábio da Palavra de Deus:**
  - Recorra às Escrituras para encontrar consolo, orientação e esperança.
  - Compartilhe passagens bíblicas relevantes que inspirem a fé e forneçam perspectiva durante os desafios.
- **Busca por Apoio Externo quando Necessário:**
  - Em tempos particularmente desafiadores, esteja aberto a buscar apoio externo, seja de líderes religiosos, conselheiros familiares ou grupos de apoio.
  - Aceitar ajuda não é sinal de fraqueza, mas de sabedoria em reconhecer quando é necessário apoio adicional.

Ao aplicar essas estratégias de comunicação efetiva em meio a adversidades, a família pode enfrentar desafios de maneira unida, encontrando força e consolo na orientação bíblica. Este capítulo visa oferecer não apenas conselhos teóricos, mas também ferramentas práticas para transformar a comunicação durante tempos difíceis em uma fonte de crescimento e fortalecimento para a família.

Capítulo 9: Conclusão - Transformando Princípios Bíblicos em Realidade Familiar

9.1 Recapitulação dos Princípios Bíblicos Abordados

Ao longo deste e-book, exploramos uma variedade de princípios bíblicos fundamentados na comunicação efetiva e na construção de relacionamentos saudáveis no contexto familiar. Recapitulemos brevemente esses princípios:

- **Comunicação Efetiva:** Valorizamos a importância de uma comunicação clara, amorosa e respeitosa, seguindo o exemplo de Jesus.
- **Fundamentos Bíblicos da Comunicação Familiar:** Exploramos passagens como Provérbios 15:1 e Colossenses 3:13, destacando a importância de palavras gentis e do perdão na família.
- **A Arte da Escuta Ativa:** Abordamos a relevância da escuta ativa, fundamentada em passagens como Tiago 1:19, e fornecemos estratégias práticas para implementá-la na vida cotidiana.
- **Palavras que Edificam:** Analisamos o poder das palavras, inspirados por Provérbios 18:21, e oferecemos sugestões para promover um ambiente de encorajamento e apoio mútuo.
- **Resolvendo Conflitos à Luz da Bíblia:** Baseamos nossas estratégias na passagem de Mateus 18:15-17, incentivando a abordagem direta, a empatia e a busca pela reconciliação.

- **Modelando o Amor Bíblico:** Exploramos 1 Coríntios 13:4-7 para entender o verdadeiro significado do amor bíblico e desenvolvemos práticas diárias que expressam esse amor na família.
- **Comunicação com as Crianças:** Utilizamos Provérbios 22:6 como guia para a instrução e disciplina, oferecendo dicas específicas para comunicar valores bíblicos às crianças.
- **Comunicando-se em Tempos Difíceis:** Adotamos uma abordagem baseada em Filipenses 4:6-7 para enfrentar desafios familiares, destacando estratégias de comunicação efetiva em meio a adversidades.

9.2 Incentivo para a Implementação Prática desses Ensinos no Cotidiano Familiar

Implementar esses princípios bíblicos no cotidiano familiar não é apenas uma aspiração, mas uma jornada contínua de crescimento e fortalecimento. Aqui está o incentivo para transformar esses ensinamentos em ações tangíveis:

- **Compromisso Diário:** Aplique um princípio de cada vez. O crescimento é um processo gradual, e o compromisso diário é a chave para incorporar esses ensinamentos à rotina familiar.
- **Flexibilidade e Aprendizado Contínuo:** Cada família é única, e a aplicação desses princípios pode exigir ajustes. Esteja aberto à flexibilidade e ao aprendizado contínuo, adaptando as estratégias conforme necessário.
- **Celebração do Progresso:** Celebre as pequenas vitórias ao longo do caminho. Cada passo na direção certa contribui para a construção de um ambiente familiar mais saudável e baseado nos princípios bíblicos.

- Persistência na Oração: Mantenha uma prática regular de oração em família. Ore por orientação, força e graça para viver de acordo com os princípios bíblicos, reconhecendo que é pela graça divina que encontramos a capacidade de crescer e transformar nossas vidas familiares.

Ao concluir esta jornada pelo entendimento e aplicação de princípios bíblicos na comunicação familiar, lembremo-nos de que, acima de tudo, somos uma comunidade unida pela busca da verdade, do amor e da sabedoria. Que esses ensinamentos inspirem uma transformação significativa em seus lares, fortalecendo os laços familiares e refletindo a beleza da comunicação baseada na Palavra de Deus. Que cada dia seja uma oportunidade para viver esses princípios, construindo uma fundação sólida para uma família ancorada na fé, no amor e na compreensão mútua.

Capítulo 10: Recursos Adicionais - Aprofundando a Jornada de Comunicação Familiar

10.1 Sugestões de Leituras Bíblicas Relacionadas

Para aprofundar ainda mais sua compreensão dos princípios bíblicos abordados neste e-book, aqui estão algumas sugestões de leituras adicionais:

- **Efésios 4:29:** Explore o poder das palavras e a importância de comunicar de maneira que edifique e beneficie os ouvintes.
- **Provérbios 16:24:** Descubra como palavras amáveis podem ser como favo de mel, doces para a alma e medicina para o corpo.

- **1 Pedro 3:8-12:** Explore o chamado para viver em harmonia, praticar a compaixão e buscar a paz em relacionamentos familiares.
- **Colossenses 4:6:** Receba orientação sobre como a graça deve permear suas palavras, tornando-as sempre cheias de graça e temperadas com sal.

10.2 Espaço para Anotações e Reflexões Pessoais

Neste espaço, reserve momentos para suas reflexões pessoais e anotações enquanto aplica os princípios bíblicos no contexto familiar. Considere as seguintes sugestões:

- **Reflexões sobre Progresso:** Anote pequenos avanços e vitórias que você e sua família alcançaram ao aplicar os princípios bíblicos.
- **Desafios e Oportunidades:** Identifique desafios específicos que você enfrentou na implementação desses princípios e pense em estratégias para superá-los.
- **Versículos Significativos:** Destaque versículos bíblicos que ressoaram mais profundamente com você e compartilhe por que são significativos em sua jornada.
- **Objetivos de Crescimento:** Estabeleça metas tangíveis para o crescimento familiar em áreas específicas, alinhadas com os princípios abordados no e-book.
- **Orações Pessoais:** Dedique um espaço para suas orações pessoais, buscando orientação divina e força para continuar aplicando esses ensinamentos.
- **Histórias de Transformação:** Se houver histórias inspiradoras ou testemunhos de transformação em sua jornada, registre-as para relembrar e compartilhar com outros.

Ao utilizar este espaço para anotações e reflexões pessoais, você transforma o aprendizado teórico em ações concretas e significativas. Essas anotações podem se tornar uma fonte valiosa de encorajamento e orientação ao longo de sua jornada de comunicação efetiva na família.

Com esses recursos adicionais, encerramos este e-book. Que ele não seja apenas uma leitura, mas uma ferramenta prática para fortalecer os laços familiares, baseados nos ensinamentos da Palavra de Deus.

Que a comunicação efetiva na sua família seja não apenas um objetivo, mas uma realidade viva e vibrante, enraizada na sabedoria e no amor divinos.

Que cada página deste e-book seja um convite para uma jornada mais profunda de compreensão mútua, graça abundante e relacionamentos familiares edificados pela verdade bíblica.

Que Deus abençoe sua jornada, tornando sua família um testemunho vivo do poder transformador da comunicação fundamentada na fé.